I0115691

Guarana
- die Kaffee-
Alternative.

Positive Energie aus dem Regenwald

Stephen Janetzko

Copyright © 2015 Verlag Stephen Janetzko, Erlangen

Covergrafik, grafische Vorbereitung und Idee: Stephen Janetzko

Fotos: Burkhard Osterloh und Stephen Janetzko

All rights reserved.

ISBN: 3957220866

ISBN-13: 978-3-95722-086-8

ZUM GELEIT

Der Gesunde ist unwissend reich.

Sprichwort

INHALT

1

GUARANA - DIE AKTIVIERENDE PFLANZE AUS DEM BRASILIANISCHEN REGENWALD

Heute tendieren wir dazu, aus der Natur immer wieder neue Stoffe für uns nutzbar zu machen und diese dann als neue "Wundermittel" zu proklamieren. Wie leichtfertig und oberflächlich ist diese Denkweise, wo die ganze Natur doch ein einziges Wunder ist! Unsere schnelllebige Zeit aber bringt mit der Wiederentdeckung vieler traditioneller Heilpflanzen stetig neue "Wunder" hervor - und so können wir sie fast gar nicht mehr alle wahrnehmen. Einige "Wunder" der Natur entschwinden unserem Blickfeld daher auch ebenso schnell wieder, wie wir von ihnen gehört haben. Guaraná ist ein Paradebeispiel dafür - und hat sich doch beharrlich, still und heimlich seinen festen Platz als Energiespender und Kaffee-Alternative erarbeitet. Zurecht.

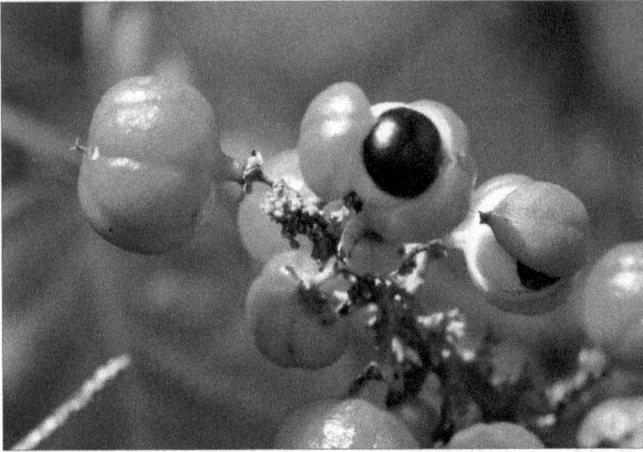

Guaraná lag vor Jahren zunächst richtig im Trend und wurde als Pulver, in Kapselform sowie als Zutat zu Softdrinks, Schokoriegeln etc. vor allem in der Gesundheits-, Party- und Fitnessszene überall angeboten. Doch vorschnell als Aufputschmittel und neue "Techno-Droge" abqualifiziert, wurde es teils schneller wieder fallengelassen, als es hatte bekannt werden können. Schade, denn dieses Naturprodukt hat wirklich ausgesprochen viel zu bieten. Der Guaraná-Kenner Marc Meintrup schreibt: "In der Karibik und dem nördlichen Teil Südamerikas hingegen ist das Wissen über Guaraná keineswegs nebulös. Vielmehr ist die Pflanze so populär und gebräuchlich wie in Europa die Acetylsalicylsäure, also

Aspirin." In Brasilien kennt und nutzt nahezu jeder Guaraná, es ist als Guaraná-Tee sowie als Softdrink *das* Nationalgetränk schlechthin, und man schätzt, dass in Brasilien täglich mehr als zwei Millionen Tassen Guaraná-Tee getrunken werden.

Ob die Brasilianer nun deswegen immer noch Rekordweltmeister im Fußball sind, weil sie dank Guaraná mehr Lebensfreude und Ausdauer als die Konkurrenz mitbringen, oder ob dies andere Ursachen hat, das sei einmal dahingestellt. Aber dass in Brasilien vom Straßenkind bis zum Staatsoberhaupt jeder die Pflanze vom Amazonas und ihre segensreichen Wirkungen für unsere Gesundheit zu schätzen weiß, ist ohne Frage gewiss. Auch das große brasilianische Fußballidol Pele kennt man als leidenschaftlichen Guaraná-Konsumenten.

In Deutschland ist Guaraná nach wie vor "nur" eine Art Geheimtipp - und wird doch auch hier von Prominenten genutzt, ist z.B. bei manchen Schauspielern ein fester Bestandteil ihres Fitness-Köfferchens und wird bevorzugt bei langen Drehs einsetze, um die Konzentration von Szene zu Szene halten zu können.

2

ANBAU, HERKUNFT UND GESCHICHTE VON GUARANA

Guaraná gilt als das Ginseng Brasiliens und wird im Volksmund auch Brasilianischer Kakao oder Guaraná-Brot genannt. Die Guaraná-Pflanze ist auch in Südamerika beheimatet, entstammt ursprünglich der Amazonas-Region und wird aus den Samen der Paullinia cupana gewonnen - benannt nach dem Kopenhagener Botanikprofessor Simon Paulli (1608-1681) bzw. dem kaiserlichen deutschen Leibarzt und Medizinalbotaniker Christian Franz Paullini, der im 18. Jahrhundert lebte (gestorben 1712). Guaraná ("warana") selbst bedeutet so viel wie "die geheimen Augen", da ihre Samenkerne wie dunkle Augen mit schwarzen Pupillen erscheinen. Wer durch den Regenwald geht, hat das Gefühl, von 1000 Augen angestarrt zu werden, wenn die Pflanzen reif werden.

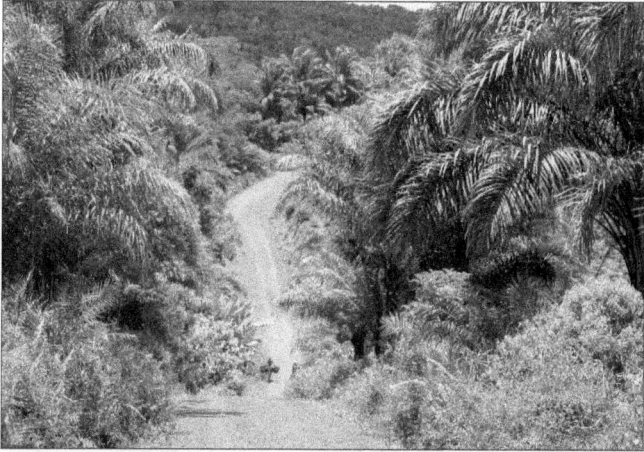

Guaraná kommt in etwa 150 Varietäten als Wild- und Kulturpflanze vor. Das mehrjährige Seifenbaumgewächs (Sapindacea), aus dessen Familie mehrere Bäume und Lianen köstliche Früchte hervorbringen, wird als Klettergewächs (Spreizklimmer) im amazonischen Regenwald bis über 15 m hoch, wächst an größeren Bäumen empor und hat eine Lebensdauer von ca. 40 Jahren.

Die markig ausgefüllten Zweige des Blatts mit unzähligen Leitbündeln wachsen heran mit 20 bis 35 cm langen Fliederblättern, die eine ovale bis lanzettenartige Form aufweisen. Diese haben kurze Stiele und sind mit starren, drüsigen Härchen besetzt. Der kerzengerade Blütenstand der Guaraná-Pflanze besteht aus zahlreichen winzigen, hellgrünen, zwittrigen Einzelblüten. Die Blütezeit ist von Juli bis August, und von November bis Dezember reift ein traubenartiges Bündel von leuchtend gelben bis orangeroten Früchten heran, die in drei Teile auseinanderklaffen und bei Reife weiße, schwarzpunktierte Samen von ca. 12 mm Durchmesser freigeben, die kleinen Rosskastanien gleichen oder eben wie die Iris eines Auges aussehen. Die Erntezeit dauert an von November/ Dezember bis hin zum Februar.

Guaraná ist für die Indianer das "Elixier ewiger Jugend", sie selbst schätzen es wie die Europäer ihr Gold. Manche Guaraná-Anbietern sprechen in ihrer Werbung daher auch von Guaraná als vom "grünen Gold".

Die Kultivierung von Guaraná geht bereits auf vorkolumbianische Zeiten zurück. Die Indianer als erste Bewohner des Amazonasgebiets domestizierten die Pflanze für den Hausgebrauch. Botaniker nehmen heute an, dass alle heute vorhandenen Pflanzen, selbst die im tiefsten Wald, Überbleibsel vergangener Kultivierungsbemühungen der Einheimischen sind. Guaraná wurde angebaut u.a. von den Maués und Andiras-Stämmen vom unteren Amazonas.

Die größten Bestände sind heute am Rio Negro

(Mauès Panama) und am Oberlauf des Orinoko, ebenso vom Rio Madeira bis zum Rio Tapajos. Außerdem gibt es Guaraná-Plantagen mit den kleineren Büschen unter staatlicher Aufsicht in verschiedenen Bundesländern, ähnlich wie Kaffee-Plantagen. Guaraná-Büsche sind die "gezähmte" Variante und als robuster Strauch ebenso in manchen Gärten vertreten. Als Unterholzpflanze ist Paullinia cupana schattenliebend und gedeiht am besten in sandigen Böden.

Die Gesamternte von Guaraná beträgt etwa 250 Tonnen jährlich. Therapeutisch wird es laut Meintrup vor allem im gesamten karibischen Raum eingesetzt und ist dort überdies unverzichtbarer Bestandteil vieler religiöser Riten.

3

DIE LEGENDE

Es ranken sich viele Geschichten um das "Geschenk der Götter". Die bekannteste, leicht romantisierte Legende ist die, in der ein tugendhaftes Paar des Mauès ein außerordentlich begabtes Kind zur Welt bringt, das den Neid der Waldgeister erregt. Die Indianer lebten unter dem segensreichen Einfluss des Kindes genügsam und zufrieden, wurden von Krankheiten geheilt und blieben vor Streitigkeiten und Krieg bewahrt. Aber Jurupari, der Anführer der eifersüchtigen Waldgeister, verwandelte sich in eine Schlange und tötete das Kind. Der Knabe wurde unter dem Jammer des Volkes einbalsamiert, seine Augen jedoch auf Geheiß der Gottheit Tupa im Waldboden bestattet. Aus ihnen solle eine heilige Pflanze sprossen, die ihnen als Nahrung und Trost dienen werde. Genau an dieser Stelle wuchs schließlich der erste Guaraná-Spross - um den Menschen die Gaben ewiger Wachsamkeit und ständiger Aufmerksamkeit zu bringen. Aus den Augen des Wunderkindes wurden also die "geheimen Augen des Urwalds"...

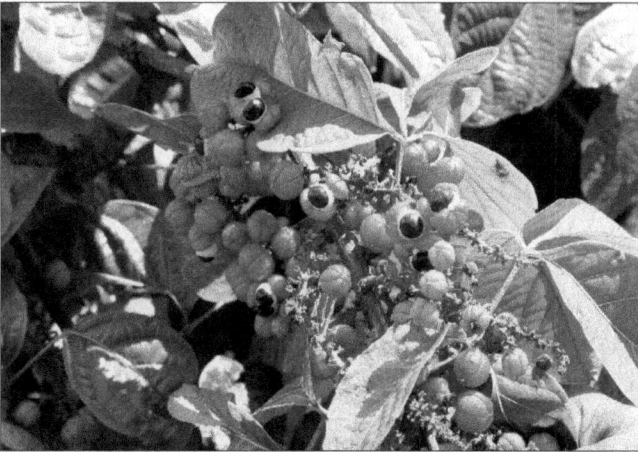

Bereits in der ausführlichen Ursprungsform der Legende (niedergelegt bei Nunes Pereira, 1954) sagt die Mutter über dem Grab des Sohnes: "Du, mein Sohn, wirst einmal die größte Kraft der Natur werden, wirst Gutes tun für die ganze Menschheit, sie von ihren Krankheiten befreien und sie vor neuen bewahren."

4

DIE VERARBEITUNG VON GUARANÁ

Pater Felippe Betteford beobachtete bereits 1669, dass die mit Steinen aufgebrochenen, mit Wasser zur Gärung vermischten Samen von den Einheimischen in Kürbisflaschen abgefüllt wurden und in dieser Form zur Jagd mitgenommen wurden, als Stärkungsmittel gegen die extreme Hitze und um aufkommenden Hunger besser in den Griff zu bekommen.

Die Ernte und das Knacken der Früchte erfolgen noch heute grundsätzlich mit bloßen Händen - ohne Messer oder Hammer. In der Regel werden die ca. 2 Tage lang in Wasser eingeweichten Samen noch heute an der Sonne getrocknet oder auch geröstet, wobei sich die Hülsen der

Samenanlagen lösen, und später dann zu Pulver weiterverarbeitet. Aus der pulverisierten Masse wird wiederum in Verbindung mit Wasser häufig noch eine Paste hergestellt, die mit der Hand zu Zylindern, Kugeln und Broten geformt werden kann und nach abermaliger Trocknung, oft durch mehrtägige Räucherung, schlussendlich gut haltbar ist.

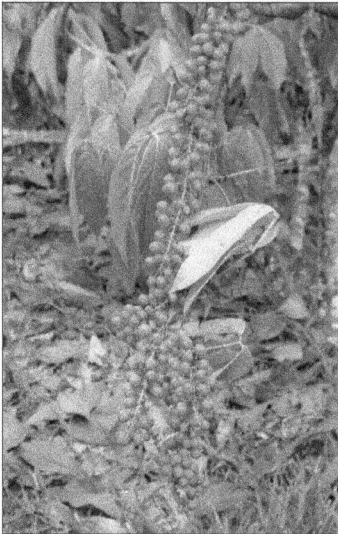

Die Einheimischen raspeln sich bei Bedarf hiervon etwas ab und lösen es in einer heißen oder kalten Tasse Wasser auf. Mittlerweile ist allerdings auch bei den Einheimischen das Pulver die Darreichungsform Nr. 1, wie man mir auf Anfrage mitteilte.

5

GUARANA - WARUM UND WOFÜR?

Guarana enthält ca. 4-5 % Guaranin, was als das stärkste natürlich vorkommende Koffein gilt. Der Koffeingehalt ist etwa doppelt bis dreifach so hoch wie bei Kaffee. Im Gegensatz zu Kaffee ist Guarana aber frei von Reizstoffen und in der Regel gut verträglich. Es sind auch Theobromin und Theophyllin enthalten, die als Alkaloide mit anregender Wirkung gewisse therapeutische Fähigkeiten besitzen. Weiterhin Gerbstoffe (vor allem Tannin), die Xanthinderivate Guanin und Adenin, Cholesterol und Saponine, das sind öl- und fetthaltige Pflanzenstoffe, die für die langsame Freisetzung der Tannine und die Verlangsamung der Auflösung des Guaranins verantwortlich sind. Prof. A.R. Henman, anerkannter Experte auf dem Gebiet der Medizinalpflanzen, hält gerade die nicht-alkaloiden Eigenschaften von Guaraná und hier in erster Linie den Saponin-Bestandteil für wesentlich für die pharmakologische Wirksamkeit.

Durch das schonende Koffein in Form des Guaranins ist Guarana besonders für Menschen geeignet, die Kaffee oder Tee nicht vertragen, auf die anregende Wirkung von Koffein jedoch nicht verzichten möchten. Der wirksame Bestandteil des Guaraninkomplexes ist vermutlich ein Tetramethylxanthin, nicht, wie im Kaffee, ein Trimethylxanthin (Koffein). Chemisch betrachtet bedeutet dies "lediglich" eine zusätzliche Methylgruppe (CH_3) an den Kohlenstoffringen, was für die Wirksamkeit aber große Konsequenzen hat. Kaffee-Koffein wird sehr schnell vom Körper resorbiert, wodurch das gesamte sympatho-adrenerge System (Adrenalin) aufgeputscht wird. Nervosität und Herzklopfen (Tachycardie) könne die Folge sein. Ganz anders bei Guaraná:

Meintrup schreibt, dass "aus dem Guaranin Koffein zwar problemlos gewonnen werden kann, es selbst aber nur eine Vorstufe des Koffeins ist. Anders ließe es sich nicht erklären, dass das Guaranin in keiner Weise abhängig macht. Auch ist bekannt, dass alle Menschen, die kein

Koffein zu sich nehmen dürfen (etwa Migränekranke), bedenkenlos und in unbegrenzten Mengen Guaraná genießen können." Es ist ein wenig wie mit dem Vitamin A und der Vorstufe, dem Betakarotin. Während der Körper Betakarotin in hohen Dosen problemlos aufnehmen kann und dieses dann bei Bedarf erst in Vitamin A umwandelt, kann die direkte Zufuhr von Vitamin A in Megadosen durchaus auch mal schädliche Effekte haben.

Bei fabrikmäßigen Mahl- und Röstprozessen, die von manchen industriellen Produzenten angewendet werden, kann auch das Guaranin bereits zu Koffein abgebaut werden, während durch die traditionellen indianischen Herstellungsmethoden (Mahlen auf Stein und Trocknen in der Sonne) das Guaranin erhalten bleibt.

Guaraná wirkt eben deswegen so langanhaltend stimulierend, weil sein Koffein bzw. Guaranin an die Gerbstoffe des Samens gebunden ist und nur langsam aus diesem Komplex freigesetzt wird. Zum hohen Guaranin-Gehalt sei abschließend auch noch angemerkt, dass eine Einzelportion Guaraná ja nur 1 Gramm beträgt, was etwa dem Koffeingehalt eine halben Tasse Kaffee entspräche. Wer die Tagesdosis beispielsweise bis auf 5 Gramm erhöht (und dies ist bereits eine als hoch anzusehende Dosis!), nimmt also die äquivalente Koffeindosis von 2 ½ Tassen Kaffee zu sich - eine heute ja nun wirklich alltägliche Menge.

6

ÜBERLEBENSWICHTIG FÜR DIE INDIANER

Guaraná ist heute für viele Indianergemeinden zur überlebenswichtigen Einnahmequelle geworden. Es wird im Rahmen dörflichen Gewerbes traditionell kultiviert und verarbeitet. Somit leistet Guaraná einen wichtigen Beitrag zur Erhaltung der natürlichen Umgebung sowie von Tier- und Pflanzenwelt.

Das Projekt ONCA (zu Deutsch "Wildkatze") ist ein Entwicklungshilfeprojekt landwirtschaftlicher Gemeinden im bahiasischen Küstenwaldgürtel Brasiliens. Es soll Voraussetzungen dafür schaffen, dass Menschen, die sich in einem schon jahrzehntelang andauernden Verarmungsprozess befinden, langfristig unter würdigeren

Bedingungen Überlebenschancen haben.

Die Guaraná-Samen werden von den Kleinbauern des Projekts ONCA von Hand gepflückt und kurz in der Sonne getrocknet; die Schale wird gebrochen und ventiliert, danach ausschließlich die Samenkörner (ohne Schalen) im Trommeltrockner gleichmäßig bei 40° getrocknet, danach fein gemahlen und in Fässer abgefüllt, die nach dem Abfüllen luftdicht versiegelt werden (industrielle Anbieter nehmen einfach nur Säcke).

Für Rudolf Schröder, Experte auf dem Gebiet tropischer Genussmittel und Gewürze, ist ein wichtiges Merkmal für gute Guaraná-Qualitäten, wenn die Samen nach dem Trocknen erst kurz gebrochen und dann die Schalen vor der Verarbeitung abgesiebt wurden. Viele Anbieter von günstiger Guaraná-Ware verzichten nämlich darauf und vermahlen die Schalen einfach mit - so spart man einen Arbeitsgang und einen Masseverlust von ungefähr einem Drittel. Eine schlechte Qualität birgt aber darüber hinaus auch immer die Möglichkeit von Schimmelpilzsporen im Pulver (die befinden sich nämlich oft auf der Schale); ein ungewisser Anbau birgt ein erhöhtes Pestizid-Risiko, und zudem ermöglicht eine unsachgemäße Verarbeitung eben den nicht erwünschten vorzeitigen Abbau von Guaranin in einfaches Koffein.

Teilweise wird sogar zur Beschleunigung der Trocknung bei 90-100° geröstet. Das Projekt ONCA ist hier ein wirklicher Vorreiter.

ONCA-Mitbegründer Burkhard Osterloh, der meist mindestens einmal im Jahr vor Ort ist: "Die konventionell arbeitenden Bauern sind oft erstaunt, wenn sie unsere stabilen, äußerst potenten Pflanzen sehen, die einen Durchmesser von 3-5 m haben und auch 3-5 mal so groß wie die ihren sind." Er weist darauf hin, dass viele Anbieter ihren Kunden erzählen, dass deren Guaraná aus Wildwuchs stamme und auch ohne Zertifikate biologisch einwandfrei wäre: "Wildwuchs-Ernten sind aufgrund unterschiedlicher Reifezeiten für den Export einfach nicht machbar; für unsere Produktionsmenge müssten die Bauern allein 5.000 ha Regenwald ablaufen - lassen Sie sich da keinen Bären aufbinden. Unsere biologische Qualität ist aber gottseidank gut schmeckbar!"

Die Produktion von Guaraná ist bis heute auf sein Ursprungsland Brasilien und angrenzende Territorien beschränkt geblieben. Ralph H. Cheney vom Brooklyn College schrieb aber bereits 1947 in der amerikanischen Zeitschrift "Economic Botany": "Alle Brasilien-Reisenden erfreuen sich an Guaraná, und es wäre zweifelsfrei ein vor allem für die Soft-Drink-Industrie in den USA willkommenes Produkt, wenn Brasilien seinen Anbau und die industrielle Nutzung soweit vorantreiben könnte, dass es der sich daraus ergebende Nachfrage an Paste, Sticks und Liquids (Flüssigkeitsextrakten) nachkommen könnte. Die überaus großen Einsatzmöglichkeiten von Guaraná als Zutat zu Soft Drinks, Sommergetränken und vielem mehr werden aber außerhalb Brasiliens noch weit unterschätzt." Nun, die neue Generation der „Energy Drinks" hat es längst für sich erschlossen, wenngleich auch in oft zweifelhaften Kombinationen.

Umso wichtiger ist es heute, ein Entwicklungshilfeprojekt wie ONCA zu fördern, dessen Grundlage der faire Handel mit den einheimischen Bauern zugrunde liegt und in dem kontrolliert biologisch angebaut werden kann. Osterloh zahlt den Indios das Vierfache vom üblichen Marktpreis, und die etwa 40 im Projekt zusammengeschlossenen Bauern gehen nach dem Motto "Arbeiten an der Veränderung". Eine eigens für das Projekt eingerichtete Schule gibt es dort auch bereits.

7

WO HILFT GUARANÁ?

Pflanzen als Heilpartner für Ärzte? "In der gesamten süd- und mittelamerikanischen Welt nehmen die Medizinmänner zur Heilung stets medialen Kontakt zu den Pflanzen auf, die sie bei der Heilung verwenden", sagt Meintrup, "Guaraná, so versichern die Schamanen immer wieder, helfe ihnen gern, was man von anderen Pflanzen nicht immer behaupten könne. Guaraná mache sie sehend für die Kranken, für ihre Probleme, für ihre Blockaden und deren richtige Behandlung."

Guaraná ist ein ausgezeichnetes Stärkungsmittel bei Müdigkeit, Erschöpfung und Abgeschlagenheit. Sein vitalisierender und stimmungsaufhellender Effekt ist normalerweise bereits unmittelbar nach der Einnahme zu bemerken. Interessant ist, dass es oftmals scheinbar widersprüchlich wirkt: anregend wie beruhigend, bei Durchfall ebenso wie bei Verstopfung, zur Stärkung der körperlichen Leistungsfähigkeit wie zur Reduzierung des Appetits, gegen Hitze ebenso wie gegen Feuchtigkeit und Kälte etc.

Im September 1997 führte die Universität Belize eine Studie mit 200 ausgewählten Studenten mit demselben Intelligenz- und Wissensniveau durch: 100 Studenten bekamen eine Stunde vor einer Gedächtnisprüfung jeweils zwei Gramm Guaraná, die anderen 100 durften Aufputschmittel ihrer Wahl einnehmen, von Kaffee bis hin zu DHEA. Die Studenten, die Guaraná eingenommen hatten, wiesen eine um 22,3 % höhere Konzentrationsfähigkeit auf - egal, ob und was ihre Kommilitonen an "Mittelchen" eingenommen hatten!

Generell ist heute durch brasilianische Studien mit über 500 Krankheitsfällen belegt, dass Heilungsprozesse unter Einsatz von Guaraná selbst im ungünstigsten Falle (!) noch 23 % besser abliefen als ohne Guaraná. Die beste Heilwirkung bei organischen Leiden lag gar um 67 % höher, bei seelischen Leiden sind die Erfolge nahezu sensationell!

Das Heilpotential der Natur ist unermesslich, die im folgenden aufgelisteten Wirkungen, die aus vielen Erfahrungen mit Guaraná zusammengestellt wurden, sprechen für sich.

Guaraná

- *wirkt als Nervinum: beruhigend und entspannend, hat wohltuenden Einfluss auf das Nervensystem*
- *als Tonikum*
- *als Hilfe, "über den Berg zu kommen", gibt ausreichend Energie, um ein Problem anpacken zu können*
- *bei Kopfschmerzen, Nervosität, Migräne, auch verbunden mit Übelkeit*
- *bei Spannungskopfschmerzen, Muskelverspannungen, Neuralgien*
- *bei Ermattung durch Wetterwechsel, bei extremen Temperaturen und hoher Luftfeuchtigkeit*
- *bei akuten und chronischen Erschöpfungszuständen: verhindert und bekämpft Ermüdung*
- *bei Winterdepression (SAD)*
- *als Stimulans für die Gehirnfunktionen, unterstützt die Konzentrationsfähigkeit*

GUARANA

- *für Wachsamkeit und Vitalität, bei langfristiger Einnahme Erhöhung des Energielevels*

- *hebt als Adaptogen die Grundleistung der natürlichen Abwehrmechanismen des Körpers*

- *enthält Saponine als natürliches Gegengewicht zur Stimulanswirkung des Guaranins*

- *als Antidepressivum und Stimmungsaufheller*

- *ideal für Morgenmuffel*

- *ist ideal als Alternative zu Kaffee und/oder anregenden und aufputschenden Mitteln, insbesondere bei Herz- und Kreislauferkrankungen*

- *sorgt dafür, daß der Fibrinogengehalt im Blut sinkt (Stressresistenz), dadurch besteht ein geringeres Risiko für Herzerkrankungen*

- *regt Atmung, Herzleistung und Skelettmuskulatur an*

- *als Aphrodisiakum, auch bei Libidoverlust: regt die Sexualität an bei gleichzeitiger Verringerung der Spermasekretion*

- *als Antipyretikum*

- *als Zusatz zu Analgetika*

- *reduziert den Appetit*

- *hilft beim Fasten*

- *auch als Hilfe zur langsamen Gewichtsabnahme (im Schnitt 2 kg in 4 Wochen)*

- *hat eine adstringierende Wirkung*

- *als Diuretikum zur Regulation des Wasserhaushalts: Hilfe bei der Wasserausscheidung*

- *bei Darmbeschwerden: bei Durchfall (Diarrhö) ebenso wie bei Verstopfung (wegen des hohen Tanningehalts)*

- *bietet Schutz für den Verdauungstrakt gegen eindringende Organismen wie Parasiten (durch den Gehalt an Tanninen und Saponinen)*

- *auf langen Reisen, auch gegen Reisekrankheiten (Magen-Darm-Beschwerden etc.)*

- *jederzeit bei Erkrankungen, beschleunigt nach einer Krankheit die Genesung*

- *während der Schwangerschaft und nach einer Entbindung*

- *bei Menstruationsbeschwerden*

- *ist gerinnungshemmend, kann die Bildung von Blutgerinnseln verhindern und die Auflösung bereits entstandener Gerinnsel unterstützen (verhindert das Zusammenballen von Thrombozyten im Blut) - im Gegensatz zu Aspirin ohne Nebenwirkungen!*

- *zur Regeneration nach Ausschweifungen*

- *für Sportler: Athleten, Wanderer, Bergsteiger, Fahrradfahrer*

- *zur Steigerung der Ausdauer, gibt über einen längeren Zeitraum (6-8 Stunden) anhaltend viel Energie*

- *lindert Fieber und Krämpfe*

- *hilft bei Schmerzen und Entzündungen*

- *ist auch kosmetisch wirksam: normalisiert den Zustand der Haut, verengt die Poren auf natürliche Art und Weise (mit Kornblumenwasser auch ein gutes Mittel gegen Tränensäcke)*

- *ist fast immer synergetisch einsetzbar, z.B. mit Vitamin A, B-Komplex, C und E, Eisen, Zink, Magnesium und Kalium*

- *neutralisiert weitgehend den gehirnzersetzenden Eiweißstoff "Beta-Amyloid" und bietet gegen die Alzheimer-Krankheit sogar eine höhere Schutzwirkung als Vitamin E*

Der Franziskanermönch Diego de Landa stufte Guaraná als ausgezeichnetes Potenzmittel ein und ließ sich bereits 1566 auf Yucatan von den dortigen Maya-Schamanen Guaraná verschaffen. Warum er selbst aber als Mönch Unmengen davon konsumierte, blieb sein Geheimnis...

1996 bot man 18 Skippern für eine Segelbootüberquerung des Atlantiks von Teneriffa nach Martinique zur Unterstützung der strapaziösen Reise Guaraná an. Exakt diese 18 Segler kamen 2 bis 3 Tage vor dem Hauptfeld in Martinique an, nach ärztlichen Untersuchungen überdies in weitaus besserer körperlicher Verfassung als ihre Mitkonkurrenten...

Ehemalige Weltklassetennisspieler wie Jimmy

Connors, Martina Navratilowa und Ivan Lendl profitierten durch ihren regelmäßigen Guaraná-Konsum nicht nur von einer verbesserten Kondition, sie berichteten auch, dass es die gefürchteten Muskelkrämpfe verhindern konnte.

Und auch beim härtesten sportlichen Wettkampf, dem "Ironman" auf Hawaii, wird es geschätzt - Marc Meintrup: "Die "eisernen Männer" des Triathlon-Sports verlassen sich nicht auf die Kraftmittel, die sie als Trikotwerbung tragen, sondern sie löffeln Guaraná."

8

WECHSELWIRKUNGEN UND SYNERGIEEFFEKTE MIT ANDEREN STOFFEN

Nur übermäßiger Guaraná-Konsum kann zu koffeintypischen Nebenwirkungen wie Reizbarkeit, Schlafstörungen und Kopfschmerzen führen, dies kann, muss aber aus den oben genannten Gründen auch nicht der Fall sein und ist in der Praxis eher selten. Natürliche Ermüdungserscheinungen sollte jedoch stets Respekt gezollt werden - hier ist nicht mit kurzfristigen Überdosierungen, sondern eher mit entsprechenden Regenerationsmaßnahmen sowie ggf. einer langfristigen Guaraná-Kur am besten geholfen.

Guaraná kann - das ist ein weiterer seiner vielen

Vorteile - synergetisch mit fast allen Nahrungs-ergänzungen, Vitaminen oder naturheilkundlichen Präparaten eingesetzt werden.

Eine optimale Wirkung wird erzielt, wenn gleichzeitig mit oder besser noch dem Guaraná-Einsatz vorhergehend eine Entgiftung des Körpers stattfindet. Guaraná wirkt sanft und aufbauend, und dazu sollte der Körper auch tatsächlich aufnahmefähig für es sein. Eine vollwertige, idealerweise weitgehend auf Rohkost aufbauende Ernährung, ausreichende körperliche Bewegung und die richtige mentale Einstellung tragen so wesentlich zum Erfolg mit bei.

1991 belegte eine Aspirin-Studie, dass eine bescheidene tägliche Dosis Aspirin bei Patienten, die bereits an einer Herz- oder Kreislauferkrankung litten, eine 25 %-ige Reduzierung von Herzinfarkten, Schlaganfällen und Todesfällen bewirkte. Einziger Nachteil: Aspirin hat Nebenwirkungen wie Verdauungsstörungen, Magen-geschwüre, Darmblutungen etc. Auch hier bietet sich stattdessen Guaraná an, da es nach heutigen Kenntnissen möglicherweise ebenso wirksam ist, ohne jedoch die Nebenwirkungen von Aspirin zu besitzen.

9

ANWENDUNG, EINNAHME UND HANDHABUNG

Guaraná erzeugt, unabhängig, ob es kurzfristig oder langfristig genutzt wird, keine Form von Abhängigkeit. Man kann es regelmäßig einnehmen oder lediglich bei "akutem" Bedarf.

Es ist gewöhnlich in vier Arten erhältlich:

- **Die getrockneten und/oder gerösteten Samen**, so wie sie die Bauern vom Amazonas an Kooperativen und die Industrie weiterverkaufen (sehr bitter, anfällig für Schimmelpilzsporen)
- **Guaraná-Stangen**, vgl. obige Beschreibung (in Deutschland ebenfalls selten anzutreffen)

- **Guaraná-Pulver**, in Deutschland die gebräuchlichste Handelsform (ebenfalls wird das Pulver in Kapseln oder gepresst als Tabletten angeboten, so dass es leichter zu dosieren, dafür aber dann etwas teurer ist)
- **Guaraná-Liquid oder -Sirup**, z.B. als Basis für Energy- und Softdrinks (auch zur industriellen Weiterverarbeitung).

Dreimal täglich eine Tasse Guaraná-Tee nach den Mahlzeiten soll dazu beitragen, die Leistungsfähigkeit von Sportlern zu steigern, die körperliche Frische bei Nachtarbeit aufrechtzuerhalten, Beschwerden auf Reisen zu lindern sowie den täglichen Stress ganz einfach besser zu verkraften.

Guaraná wird seit Tausenden von Jahren von Millionen Menschen regelmäßig gebraucht - und bis heute gibt es noch keine Anzeichen für schädliche Nebenwirkungen oder unerwünschte Wechselwirkungen mit anderen Medikamenten, im Gegenteil.

Nicht angesagt bzw. nur unter ärztlicher Aufsicht ist Guaraná jedoch bei chronischen Herzschmerzen sowie in Fällen, in denen ein Ansteigen der Körpertemperatur, eine Aufregung für das Herz oder ein Ansteigen arterieller

Spannung nicht wünschenswert ist. Gleiches gilt für die Verwendung für Kinder sowie Frauen während der Schwangerschaft (in Brasilien nutzen jedoch auch die Kinder Guaraná). Bei magenempfindlichen Menschen kann es möglicherweise zu Magenreizungen kommen.

Selbstverständlich bedarf es gerade auf dem medizinischen Sektor noch weiterer Studien. Der englische Naturheilpraktiker Michael van Straten meint hierzu: "Meines Erachtens besteht jedoch kein Zweifel, dass eine regelmäßige tägliche Dosis Guaraná eine gute Form der Prävention darstellt."

Im Internet findet sich ein ungewöhnlicher Hinweis in Bezug auf das Schnupfen von Guaraná, ähnlich wie Schnupftabak. Da hier u.U. das Atmungssystem in Mitleidenschaft gezogen werden kann, ist davon allerdings abzuraten.

10

„DAILY GUARANÁ" - EINIGE EINFACHE REZEPTE

Guarana lässt sich auf viele verschiedene Weisen genießen:

Als heißes Aufgussgetränk geben Sie einen Teelöffel Guarana-Pulver in eine Tasse und gießen dieses mit heißem Wasser auf. Nach Geschmack einen Schuss Sahne dazugeben und z.b. mit Honig oder Ahornsirup süßen - eine leckere Variante und Alternative für alle Milchkaffee-Freunde.

Hier kommen meine beiden persönlichen Lieblings-rezepte für jeweils ein Kalt- und ein Heißgetränk:

Guarana-„Obanana"-Shake

… ist Orangensaft mit Banane und Guarana.

Man nehme:

- 1 Glas Orangensaft, am liebsten frisch gepresst

- 1 Teelöffel Guarana-Pulver

- 1 Banane

Alle Zutaten mixen in einem geeigneten Mixer oder mit einem „Zauberstab".

Für kleine optische und geschmackliche Nuancen kann man z.B. gefrorene Himbeeren mit mixen.

Auch Apfelsaft funktioniert bestens.

Kann auch, muss aber nicht mit anderen grünen Smoothie-Pulvern ergänzt werden, z.B. AFA-Algen, Spirulina, Moringa, Matcha-Pulver usw.

Guten Appetit!

Guarana „Bulletproof"-Butterkaffee

... ist eine Guarana-Variante des neuen „In"-Kaffeegetränks.

Man nehme:

- **1 Tasse frisch aufgekochtes heißes Wasser**

- **1 Teelöffel Guarana-Pulver**

- **1 Esslöffel Butter**

- **1 Esslöffel Kokosöl**

Alle Zutaten mixen in einem geeigneten Mixer oder mit einem „Zauberstab". Sieht aus wie ein Milchkaffee, schmeckt besser als man denkt, hält lange satt und spendet zusätzliche Power durch das Guarana-Koffein.

Die Idee des Butterkaffee ist es, dem Körper nach dem Aufstehen die richtige Energie für den Tag zu geben und die Fettverbrennung bis zum Mittag zu verlängern. Butter liefert mit gesättigten Fettsäuren Energie für den Körper, während die MCT-Fettsäuren des Kokosöls Energie für das Gehirn liefern - besser als die vermeintliche „Nervennahrung" Zucker.

Das Rezept kann auch, muss aber nicht mit einem Teelöffel purem (Roh-)Kakao ergänzt werden.

Natürlich darf jeder seinen eigenen Weg finden…

Als "kleines starkes Frühstück" bestreuen Sie einfach eine Banane mit Guarana-Pulver oder mischen eine Portion (1 Teelöffel) in eine Portion Obstsalat oder Müsli ein - fertig! Ich selbst rühre es auch gerne mal morgens oder gegen Mittag schnell in (möglichst frisch ausgepressten) Orangensaft ein - ich kann spüren, wie mich das für Stunden belebt.

Guarana ist wirklich vielseitig - probieren Sie es in Fruchtsaft, Wasser, auf Obst oder auch zum Backen. Marc Meintrup: "Die umfassendste, in jeder Hinsicht aber wohl auch präziseste Aussage über Guaraná ist: Diese Heilpflanze steigert in jeder Anwendungskombination das Lebensgefühl erheblich. Nicht gleich von Anfang an, aber nach regelmäßiger Einnahme zeigt sich dies eindeutig. Je mehr Sie über Guaraná wissen, desto selbstverständlicher wird der richtige Genuss - und Erfolg."

11

BEZUGSQUELLEN UND WEITERGEHENDE INFOS

Zu beziehen ist Guaraná in Deutschland als Pulver, Kapseln, Tabletten (Presslinge) oder Beigabe zu verschiedenen Nahrungsmitteln über Bio- und Naturkostläden, Reformhäuser, Direktversender, aber auch in Apotheken und Drogerien. Das Internet bietet mittlerweile eine unendliche Fülle an Guaraná-Produkten, ebenso gute wie überflüssige…

Der Importeur von kontrolliert biologischem Guaraná aus dem oben beschriebenen Projekt ONCA ist die Firma SINFO (steht für "Sinnvoll, Innovativ, Natürlich, Fairness, Optimistisch"), www.sinfo-online.de. ONCA sammelt auch Geld, um es sinnvoll für die Bauern vor Ort einzusetzen.

Und wenn Sie noch mehr wissen möchten: Guaraná finden Sie selbstverständlich auch via Internet - unter dem Titel "**The Guaraná Homepage**" erhalten Sie ausführliche und wirklich wissenswerte Informationen über Guaraná sowohl in englischer als auch in portugiesischer Sprache sowie weitere "Links". Herausgeber sind zwei Brasilianer, der Guaraná-Liebhaber Marcelo Müller und der Naturwissenschaftler Marcos Garcia - www.guarana.exato.nl.

Noch ein kleiner Appell zum Schluss: Heute werden immer häufiger sogenannte "funktionelle Lebensmittel" ins Rampenlicht gestellt, Hafertrunk mit Mikroorganismen gegen Magenbeschwerden oder Kartoffeln mit Impfschutz gegen Kolibakterien. Hierzu gehört dann auch die Limonade mit Guaraná gegen Erschöpfungszustände. Schöne neue Welt! Ich denke, wir sollten lieber der Natur in ihrer Ganzheit vertrauen - so ist das reine pure Guaraná als Pulver oder Kapsel auch immer noch das natürlichste, gesündeste - und wirkungsvollste.

Ich wünsche Ihnen eine gute Gesundheit und viel Spaß bei Ihren eigenen Experimenten mit Guaraná - Sie werden sehen, es lohnt sich!

Literaturhinweise (u.a.)

1. Michael van Straten: Guaraná. Energiespendende und heilkräftige Samen aus dem Amazonas-Regenwald, AT Verlag, CH-Aarau 1996

2. Marc Meintrup: Mit Guaraná natürlich fit und aktiv. Die 50 besten Rezepte, vgs, Köln 1998

3. Rudolf Schröder: Kaffee, Tee und Kardamom. Tropische Genussmittel und Gewürze, Verlag Eugen Ulmer, Stuttgart 1991, S. 108-110

4. Bruno Vonarburg: Guaraná –Kraft aus dem Urwald, in: Natürlich (Schweizer Ausgabe!) 5/97, S. 72-76

Für die Guaraná-Fotos:
© *und herzlichen Dank an Burkhard Osterloh.*

ÜBER DEN AUTOR

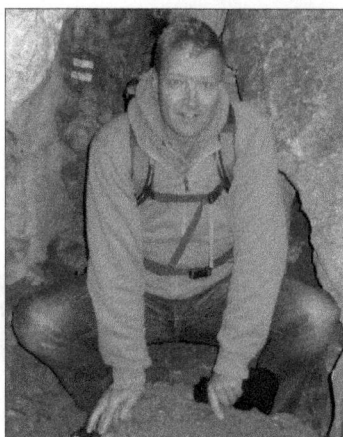

Stephen Janetzko, geboren 1966 in Hagen (Westf.), ist beruflich in erster Linie u.a. Autor und Kinderliedermacher, Ernährungsberater und gelegentlich auch freier Journalist. Er beschäftigt sich seit vielen Jahren mit alternativen Kostformen, dem Thema Nahrungsergänzung und war vor vielen Jahren Mitinitiator der Zeitschrift "Natürlich Leben". Stephen Janetzko ist für Anmerkungen sowie weitere Hinweise zum Thema Guaraná dankbar.

Kontakt:

Stephen Janetzko, info@stephenjanetzko.de, www.stephenjanetzko.de

Hinweis: Der Autor gibt keine medizinischen Tipps oder Ratschläge, sondern vermittelt allgemeine Informationen oder gibt einzelne Meinungen wieder. Wenn Sie krank sind, lassen Sie sich im Zweifel von einem Arzt beraten.

www.ingramcontent.com/pod-product-compliance
Lightning Source LLC
Chambersburg PA
CBHW060701280326
41933CB00012B/2263

Health and Healing

Complete Guide to Wholeness

~

Victory Over Sickness and Disease

~

By Prince Handley

University of Excellence Press
Los Angeles ■ London ■ Tel Aviv

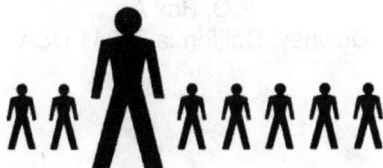

No part of this publication may be reproduced or transmitted in any form or by any means, mechanical or electronic, including photocopying for recording, or by any information storage and retrieval system, without express written permission from the publisher.

Copyright © 2009 Prince Handley
All Rights Reserved.

ISBN 13: 978-0692223260
ISBN 10: 0692223266

Printed in the U.S.A.

University of Excellence Press
Los Angeles ▪ London ▪ Tel Aviv

Handley WORLD SERVICES Publishing
P.O. Box A
Downey, California 90241 USA